Parasitosis oculares

Miguel López De Cobos

Parasitosis oculares

CLV
LIBROS

Parasitosis oculares

Miguel López De Cobos

Editado y producido por:

CULTIVA LIBROS

C/ Méndez Álvaro 18 2ª Pl.

Madrid 28045

España

912049636

www.cultivalibros.com

info@cultivalibros.com

Impreso en España

ISBN: 978-84-16849-70-3

ISBN eBook: 9781635037081

Maquetación y diseño:

Índice

Introducción

El incremento de los movimientos migratorios, procedentes de zonas de riesgo, hacia otros países, junto al gusto por el turismo de la naturaleza, los viajes a países tropicales y exóticos y la mayor facilidad y rapidez para viajar entre continentes, ha dado lugar a un aumento de las enfermedades parasitarias en lugares lejanos geográficamente de donde son endémicas o más habituales.

Los oftalmólogos debemos tener muy en cuenta, el intuir el diagnóstico de estas patologías, sobre todo, ante pacientes con clínica compatible que hayan visitado o residido en zonas de riesgo.

1. Parasitosis ocular por helmintos (Nematodos y platelmintos)

La parasitosis por helmintos puede afectar a cualquier lugar del cuerpo humano incluido los ojos. Los helmintos que pueden producir enfermedades en el hombre son de dos tipos, los nematodos y los platelmintos.

Los **nematodos**, son gusanos de cuerpo cilíndrico, sin segmentar y con sexos separados.

Los **platelmintos** son gusanos de cuerpo aplanado y son de dos tipos:

- **cestodos** que tienen el cuerpo segmentado y son hermafroditas
- **trematodos**, que tienen el cuerpo con forma de hoja, no son segmentados y pueden ser hermafroditas o de sexos separados.

Tanto cestodos como trematodos presentan habitualmente en la abertura bucal, acetábulos o anclajes para adherirse al huésped.

Es característica la ausencia de aparato respiratorio y circulatorio. Por ello, para su supervivencia deben parasitar a un huésped que le proporcione los nutrientes y cumpla estas funciones.

Su crecimiento es lento, por ello, cursa durante muchos años de forma asintomática.

1.1. Parasitosis ocular por nematodos

1.1.1. TOXOCARIASIS

La toxocariasis es una infección producida por las larvas del **Toxocara canis** o **T. cati,** nematodo que habitualmente parasita el intestino delgado de perros y gatos.

Los huevos del Toxocara se encuentran en las defecaciones de estos animales, y pueden ser ingeridos accidentalmente por personas que están en contacto con sus mascotas infestadas o con terrenos contaminados con heces de perros y gatos.

En el intestino delgado humano maduran los huevos dando lugar a las larvas que migran al torrente sanguíneo y de este a los tejidos, donde anidan produciéndose una reacción granulomatosa característica que es la que da lugar a la clínica.

Histológicamente, el granuloma presenta necrosis hemorrágica, infiltración por eosinófilos y linfocitos que incluyen la larva en su interior.

Los órganos más frecuentemente afectados son: pulmones, corazón, músculo estriado, cerebro y ojos. Podemos considerar cuatro tipos de toxocariasis según la localización de la larva: Toxocariasis visceral, Toxocariasis ocular, Toxocariasis común o encubierta y Neurotoxocariasis.

Manifestaciones oculares

La **toxocariasis ocular** suele afecta a un solo ojo. La lesión más frecuente es la aparición de un **granuloma subretiniano**, localizado preferentemente en la periferia retiniana, que puede confundirse con un retinoblastoma. Otras manifestaciones pueden ser:

>*Dolor ocular*
>*Estrabismo y diplopía*
>*Pérdida de visión*
>*Leucocoria*
>*Uveítis*
>*Endoftalmitis exudativa indolora*
>*Desprendimiento seroso de la retina*
>*Coriorretinitis de la que habrá que hacer el diagnóstico diferencial con otras causas de coriorretinitis, como la toxoplasmosis, patología esta que se asocia con cierta frecuencia a toxocariasis ocular (1).*
>*Hemorragia vítrea*
>*Atrofia óptica*

Diagnóstico

El diagnóstico de la toxocariasis ocular se basará en la clínica y la eosinofília que orientará hacia una infección por parásitos.

La serología positiva mediante la técnica de ELISA es un test muy específico y sensible para el diagnóstico de la toxocariasis visceral aunque en la toxocariasis ocular no es tan fiable.

La técnica ELISA-IgG para detectar los niveles de IgG en humor acuoso y vítreo, que pueden ser más altos que en suero. En caso de realizarse una vitrectomía, se estudiará el vítreo obtenido mediante la técnica ELISA para un diagnóstico de certeza.

La ultrasonografía se utiliza para detectar los granulomas subretinianos como masas pseudoquisticas en la periferia retiniana.

Tratamiento

El tratamiento de elección es la administración de una dosis única de Albendazol (2) o Ivermectina.

En la toxocariasis ocular se administran corticoides para prevenir la reacción inflamatoria que se produce tras la muerte del gusano.

En caso de desprendimiento seroso retiniano puede ser necesario fotocoagulación mediante láser o incluso vitrectomía. También debe practicarse vitrectomía, en los casos en que se aprecie tracción macular.

1.1.2. Ascariasis

El agente etiológico es el **Ascaris lumbricoides**, nematodo de gran tamaño (la hembra puede alcanzar 30 cm de longitud y 5 mm de diametro).

La infección tiene lugar por la ingesta de huevos existentes en agua o alimentos contaminados, geofagia o inhalación. Una vez que los huevos son ingeridos, las larvas eclosionan en la porción yeyunal del intestino delgado; penetran la pared intestinal, migran a corazón, circulación pulmonar, ascienden hasta laringe y faringe, son deglutidos y se desarrollan como adultos en intestino delgado, después de una larga trayectoria, que inicia en intestino y termina en el mismo sitio.

Es la helmintiasis intestinal más frecuente en el mundo, sobre todo en África, Latinoamérica y parte de Asia (3), dando lugar a cuadros de desnutrición y obstrucciones intestinales.

Manifestaciones oculares

La afección ocular es una complicación muy rara. En los casos descritos el nematodo se ha encontrado en las vías lagrimales.

Tratamiento

Se utiliza Albendazol 400mg (dosis única) o Mebendazol 500mg (dosis única).

Si es posible se realizará la extracción quirúrgica del nematodo de vías lagrimales.

1.1.3. AGIOSTRONGILIASIS

El agente etiológico es el **Angiostrongylus cantonensis**, causate de meningitis eosinofilica en el sudeste asiático y el Caribe. También se han dado casos en regiones de África, Australia y zonas concretas de Estados Unidos (Nueva Orleans y Luisiana).

El hombre es un huésped accidental al ingerir caracoles crudos o poco cocidos, infectados por las larvas, procedentes a su vez de los excrementos de ratas en las que vive el parasito adulto siendo estas su huesped definitivo.

Manifestaciones oculares

La afectación ocular puede ocurrir asociada o no a meningitis. Las larvas migratorias en el ojo pueden producir:

- >*Visión borrosa*
- >*Hemorragias retiniana*
- >*Uveitis*
- >*Neuritis óptica*

En la mayoría de pacientes la infección se autolimita. Si el paciente no se reinfecta, las larvas migratorias acaban muriendo y la inflamación asociada desaparece.

1.1.4. GNATHOSTOMIASIS

El agente etiológico es el nematodo del genero **Gnathostoma spinigerum**.

La gnathostomiasis se ha descrito principalmente en Asia aunque también se han registrado casos en Centroamérica y América del sur y casos aislados en África.

La parasitosis humana es adquirida por el consumo de pescado de agua dulce o salobre y aves de corral infectadas, crúdo o insuficientemente cocido. Las larvas atraviesan la pared gástrica, penetra en el hígado y posteriormente migran a tejido subcutáneo y otros órganos.

La clínica se presenta como una paniculitis migratoria eosinofílica.

Manifestaciones oculares

Cuando la larva alcanza la región facial pueden producir invasión ocular.

En la **Gnathostomiasis ocular** la larva puede localizarse en polo anterior y posterior ocular, dando lugar a:

> *Disminución de agudeza visual*
>*Ojo rojo*
>*Dolor ocular*
>*Fotofobia*
>*Úlceras corneales*
>*Celulitis orbitaria*
>*Uveítis*
> *Iritis*
>*Cataratas*
>*Glaucoma*
>*Oclusión de la vena central de la retina*
>*Retinitis*
>*Hemorragias en el vítreo*
>*Desprendimiento de retina.*

Diagnóstico

El diagnóstico se basa en el cuadro clínico y las pruebas serológicas.

Los métodos serológicos incluyen pruebas de inmunodifusión, inmunofluorescencia, hemaglutinación indirecta, inmunoelectrotransferencia y ELISA.

Debe considerarse la posibilidad de gnathostomiasis en cualquier sujeto que presente edema subcutáneo migratorio intermitente, eosinofilia, elevación de IgG e IgE específicas y totales, con antecedentes de estancia o residencia en zonas endémicas.

El diagnóstico definitivo se realiza por la demostración histopatológica de la larva, pero no es frecuente, debido a su naturaleza migratoria (4).

Tratamiento

Se utiliza Ivermectina 0.2 mg/kg, en dosis única. También se administra Albendazol 400 mg/12 h x 7-21 días.

1.1.5. Triquinosis

Es una parasitosis, cuyo agente etiológico es el **Trichinella spiralis**, nematodo más pequeño conocido que parasita al humano. La hembra mide 3-4 mm de longitud y unos 60 µm de diámetro y los machos miden 1.3-1.5 mm de longitud, con unos 40 µm de diámetro.

La afección humana se adquiere a través de la ingesta de carne de cerdo o jabalí cruda o mal cocinada, con larvas enquistadas en sus células musculares. Las larvas enquistadas son liberadas en el intestino delgado humano, donde se desarrollan y reproducen dando nuevas larvas que pasan de la mucosa intestinal al torrente sanguíneo y se diseminan, ubicándose finalmente en los músculos estriados de mayor actividad (más oxigenados), tales como los masticatorios, diafragma, intercostales, oculares, deltoides y miembros superiores. El parásito penetra en la musculatura gracias al gancho que posee, se enquista y puede llegar a calcificarse. Si la larva muere antes de su enquistamiento, se produce una intensa reacción granulomatosa.

En la Triquinosis debemos distinguir una fase intestinal y una fase sistémica o muscular

-Fase intestinal - Tiene lugar en la semana posterior a la ingesta de carne contaminada, el paciente experimenta nauseas, dolor abdominal, diarrea, malestar general y fiebre que persisten durante algunos días.

-Fase muscular - Ocurre transcurridas 1-2 semanas de la infección, pero es posible que se manifieste hasta 4-6 semanas después. El cuadro clínico característico incluye: Dolores musculares, rigidez muscular, debilidad, fiebre elevada, cefaleas, erupciones cutáneas, hemorragias subungueales, edema facial que en casos graves pueden también extenderse a extremidades (5).

Es en este período cuando se producen signos y síntomas oculares

Manifestaciones oculares

> *Edema periorbitario, presente en el 90% de los casos*
> *Conjuntivitis*
> *Hemorragias subconjuntivales*
> *Dolor a la motilidad ocular, debido a la afección de los músculos extraoculares.*

Diagnóstico

Para el diagnóstico, la clínica y la eosinofilia, como siempre, deben orientarnos hacia una enfermedad parasitaria. En estos casos es frecuente hallar una cifra de 500 células/ml.

El diagnóstico de certeza se realiza mediante biopsia del músculo estriado que revela la presencia de quistes o larvas, y en el que destaca una miositis con un elevado número de eosinófilos que infiltra el tejido.

Incremento en niveles de enzimas musculares (CPK, LDH, aldolasa), signo de miositis.

Los tests serológicos son positivos ya en la tercera semana de la enfermedad, es decir, en plena fase muscular, y los títulos de anticuerpos permanecen elevados durante años.

Tratamiento

El tratamiento de la enfermedad se basa en la administración de fármacos antiparasitarios como Tiabendazol, Flubendazol o Albendazol.

Analgésicos para aliviar el dolor.

Antiinfamatorios no esteroideos o corticoides para la inflamación.

Pero la mejor arma es la prevención. Se debe cocinar bien la carne de cerdo o jabalí. La congelación a -15 ºC durante 20 días también es efectiva.

1.1.6. Filariasis

Son enfermedades producidas por nematodos delgados y filiformes llamados **Filarias**.

Entre la Filariasis que dan lugar a patología ocular encontramos:

Loasis
Oncocercosis
Wuchereriasis
Dirofilariasis
Thelaziasis
Dracunculiasis

Loasis

Enfermadad producida por una Filaria transparente de la especie **Loa loa** a la que se le denomina **"gusano ocular africano"** por su preferencia por los anejos oculares. Las larvas son inoculadas por la picadura de la mosca hembra del género **Chrysops (mosca mango)** que vive en zonas pantanosas de África central y occidental.

La transmisión de la Loasis es interhumana, mediada por la hembra hematófaga del díptero del genero Chrysops, que pica durante el día y absorbe la sangre con microfilarias del hombre con loasis. Estas microfilarias se transforman en el interior del díptero en larvas y a los 12 o 13 días migran a su probóscide y es transmitida a otro humano en el momento de la picadura. La larva inoculada se convierte, a los 3 meses de la inoculación en gusano adulto, y vive libre en el tejido celular subcutáneo por el que se desplazará pudiendo llegar a la conjuntiva ocular. Las hembras grávidas de la filaria, a los 6-12 meses de la infestación, emiten microfilarias que circulan por la sangre periférica con periodicidad diurna.

La clínica consta de signos inespecíficos, entre los que destacan febrícula, prurito de localización errática, mialgias y parestesias. El edema de Calabar es el signo más común aunque no patognomónico ya que pueden aparecer en otras filariasis. Se caracteriza por la aparición en la cara o las extremidades (muñecas, tobillos) de dolor, prurito o urticaria y unas horas más tarde de un angioedema migratorio y transitorio de 1-3 días de duración.

Manifestaciones oculares

La clínica oftalmológica se caracteriza por la aparición del **edema de Calabar** en zona parpebral en las primeras fases de la infección, manifestándose como un angioedema pruriginoso.

El gusano tiene predilección por la conjuntiva y pocas veces invade el globo ocular o nervio óptico. Otros síntomas consecuencia de la migración subconjuntival de la micro-filaria son:

> *Sensación de cuerpo extraño*
> *Ojo rojo*
> *Fotofobia*
> *Dolor ocular*
> *Disminución de la agudeza visual.*

Diagnóstico

El diagnóstico se basa en la clínica y la eosinofilia. Debe sospecharse en pacientes procedentes de áreas endémicas que presenten síntomas sugestivos de loiasis (6).

Detección de la filaria adulta viva bajo la conjuntiva ocular mediante examen con lámpara de hendidura.

En el estudio de sangre periférica también es posible detectar las microfilarias mediante observación microscópica, en fresco y tras tinción de preparaciones hemáticas directas o concentradas. La extracción de sangre debe realizarse de día, teniendo en cuenta la periodicidad diurna de las microfilarias en el torrente sanguíneo.

Tratamiento

La Ivermectina es en la actualidad el fármaco de primera elección (7), la Dietilcarbamacina también se utiliza pero el principal factor limitante del uso de ambos son los efectos secundarios, particularmente la encefalopatía.

Otra opción es una dosis única de Albendazol.

Siempre que sea posible el gusano debe ser extraído quirúrgicamente, empleándose anestésicos locales para inmovilizarlo. El momento más favorable para extraerlo es cuando es localizado en subconjuntiva o zona intranasal.

Oncocercosis

Enfermedad causada por la filaria **Onchocerca volvulus**. Se transmite por la picadura de la hembra hematófaga de la **mosca negra del género Simulium,** portadora de las larvas. Estas larvas se desarrollan a forma adulta en el tejido subcutáneo humano, se enrollan y se enquistan, dando lugar a nódulos subcutáneos palpables (oncocercomas), situados en protuberancias óseas y en menor proporción en tejidos más profundos. Estos nódulos, únicos o múltiples, aparecen meses después de la infección.

La hembra de la Onchocerca volvulus es ovovivípara, libera embriones móviles y activos (microfilarias) que se diseminan fácilmente por los tejidos, gracias a las colagenasas que poseen, alcanzando el torrente circulatorio. Las microfilarias se detectan aproximadamente un año después de la infección.

El ser humano es el único huésped definitivo del Onchocerca volvulus, aunque otras especies de oncocerca producen cuadros similares en los animales. Es una infección crónica endémica en África Central y parte de Sudamérica (México, Guatemala, Venezuela).

La clínica de la Oncocercosis se manifiesta en piel y ojos y es consecuencia de la movilidad de las microfilarias a través de los tejidos dérmicos y oculares y a la respuesta inflamatoria de estos. Las manifestaciones clínicas tienen lugar entre uno a tres años después de la infección, cuando los gusanos adultos inician la producción microfilarias.

Los primeros signos y síntomas de la oncocercosis son cutáneos, con irritación, prurito, edema e hipertermia localizados y de intensidad variable. Hay también erupciones papulares y ligeros cambios en la pigmentación (hiperpigmentación o despigmentación), excoriaciones por rascado que se infectan secundariamente, liquenificación y paquidermitis.

Manifestaciones oculares

La oncocercosis ocular, es también llamada **«ceguera de los ríos»** por tener la mosca negra, su ecosistema en la rivera de los ríos. La afección del globo ocular se produce por su diseminación, desde la piel de la cara hacia la conjuntiva y la córnea, o a distancia por el sistema circulatorio.

Las microfilarias pueden encontrarse en el humor acuoso y vítreo de ambos ojos. La principal causa de las lesiones oculares es la respuesta inflamatoria a la destrucción de las microfilarias por los polimorfonucleares y puede afectar a polo anterior y posterior. Entre ellas tenemos:

> **Queratitis puntiforme** de corta evolución, que se inicia en zona central de la córnea y progresa hacia la periferia y al final desaparece.

> **Queratitis esclerosante**, con lesiones que confluyen hacia el centro de la córnea dando lugar a **opacidades corneales permanentes**.

> *Uveítis*
> *Atrofia óptica secundaria a papiledema*
> *Coriorretinitis que suele ser bilateral*
> *Pérdida de visión*

Diagnótico

El diagnóstico de la enfermedad se basa en la clínica ocular y dermatologica.

La observación de las microfilaria en biopsia cutánea o en el examen de la cámara anterior y posterior del ojo con lámpara de hendidura, visualizándose las microfilarias vivas como pequeños gusanos casi transparentes y en movimiento, o muertas apareciendo en este caso opacas y erectas.

La detección por palpación y posterior disección o digestión artificial con colagenasa de los oncocercomas extirpados, permite la identificación de gusanos adultos.

Test de laboratorio como: Prueba de difusión en gel, Prueba de hemaglutinación pasiva, Prueba de fijación del complemento, Prueba de inmunofluorescencia directa, ELISA.

Prueba de Mazzoti, consistente en la administración de una dosis de 50 mg de Dietilcarbamacina y la observación de la reacción que se produce en la piel. Se considera positiva si en las 24 h siguientes a la ingestión del fármaco aparece una discreta reacción maculopapular. También se emplea en forma de parches tópicos para desencadenar una reacción local, controlable, sin los efectos adversos de la Dietilcarbamazina oral (8).

Tratamiento

El tratamiento de elección es la Ivermectina en una sola dosis (0,15 mg/Kg de peso) con el inconveniente de que no se debe administrar a niños menores de 5 años, embarazadas ni mujeres en periodo de lactancia.

Se puede utilizar la cirugía para eliminar el gusano, cuando este es visible. También se extirpan los nódulos subcutáneos palpables para la eliminación del gusano adulto.

WUCHERERIASIS

Es una filariasis producida por la **Wuchereria bancrofti**, es endémica en África Subsahariana, Sudeste Asiático, India, Islas del Pacífico y existen también algunos focos en Sudamérica.

Es transmitida por la picadura de los **mosquitos Culex**, que está extendido en zonas urbanas y suburbanas, **Anopheles** presente en zonas rurales, y **Aedes** que predomina en las islas del Pacifico.

Las microfilarias son ingeridas por el mosquitos hembra al picadar a una persona infectada, se transforman en el interior del mosquito en larvas infectantes y son transmitidas a otro humano mediante picadura. La larva se dirige hacia los ganglios o vasos linfáticos, allí se desarrolla convirtiéndose en filaria adulta con madurez reproductiva. Los parásitos adultos viven en los troncos linfáticos de su huésped definitivo, que es el hombre parasitado. La hembra pone embriones que se encuentran en la sangre periférica durante la noche, de ahí son extraídos por el mosquito hembra, que al picar de nuevo al hombre vuelve a cerrar el ciclo transmitiendo la enfermedad. Desde que el mosquito inocula al hombre la forma infectante de la Wuchereria Bancrofti, hasta que aparecen las microfilarias en la sangre, transcurre aproximadamente 1 año.

La clínica a nivel general puede presentar la clásica **elefantiasis**. La presencia del parásito, sus mudas y productos secretados en los vasos linfáticos da lugar en ellos a una respuesta inmunitaria frente a estas sustancias extrañas que se manifiesta mediante una linfangitis y linfadenitis con inflamación y dolor. Debido a la inflamación crónica, las válvulas linfáticas próximas al gusano se dañan y se vuelven incompetentes, se altera la presión hidrostática, los vasos se dilatan y aumenta la permeabilidad de sus paredes, escapando a través de ella fluido con una alta concentración de proteínas hacia los tejidos vecinos, causando el edema característico de la elefantiasis por filaria con endurecimiento y oscurecimiento típico de la piel. No todas las personas infectadas con W. bancrofti desarrollan elefantiasis aunque hayan tenido signos de linfadenitis y linfangitis.

Manifestaciones oculares

Raramente provoca complicaciones oculares, aunque se han descrito:

> *Hemorragias retinianas*
> *Sensación de cuerpo extraño*
> *Ojo rojo*
> *Microfilarias subconjuntivales (9)*

Tratamiento

Para su control se administra una dosis anual de Dietilcarbamazina 6mg/Kg e Ivermectina 400mg/Kg.

DIROFILARIASIS

Es una zoonosis producida por nematodos del género **Dirofilaria** que parasitan habitualmente perros, gatos y otros carnívoros.

La transmisión al hombre suele ser a través de los **mosquitos Aedes y Culex**.

Existen varias Dinofilarias que pueden afectar al hombre pero la que da lugar a enfermedades oculares es principalmente la **Dinofilaria repens** o **conjunctivae**, llamada asi por su tendencia a infectar la conjuntiva aunque también puede afectar esclera, vítreo, párpados y tejido orbitario.

La infección por Dirofilaria repens en el hombre se manifiesta a nivel dermatológico por un nódulo subcutadeo y erupción cutánea.

Manifestaciones oculares

La clínica oftalmológica se caracteriza por:

>*Hiperemia*
>*Sensación de cuerpo extraño*
>*Dolor ocular*
>*Diplopía*

>Proptosis del globo ocular causada por la formación de nódulos orbitarios.

Diagnóstico

El diagnóstico se basa en la práctica de test de inmunofluorescencia directa y ELISA.

Tratamiento

El tratamiento consiste en Ivermectina y en caso de proptósis e intensa reacción inflamatoria, corticoides e incluso, si es preciso, tratamiento quirúrgico con realización de nodulectomía.

THELAZIASIS

Parasitismo producido por el nematodo perteneciente al género **Thelazia callipaeda** también conocido como **"gusano oriental del ojo"**. El gusano adulto y sus larvas viven en los fondos de saco conjuntival y en los canalículos lagrimales del huésped (perro, caballo, ganado vacuno).

Es transmitida por **la mosca de la fruta** que succiona las secreciones lagrimales, que le sirven de alimento, del ojo infestado por las larvas. Dentro de la mosca las larvas se transforman y al volver a succionar la mosca en el lagrimal de un ojo sano, depositan en fondo de saco conjuntival los huevos del nematodo. Estos huevos eclosionan transformándose en larvas, completándose de esta forma el ciclo en unos 3 semanas.

Es transmitida al hombre, de forma accidental a partir de perros, caballos y ganado vacuno, dándose en estos animales muy frecuentemente en Asia, aunque últimamente se están encontrando casos en centro y sur de Europa.

Manifestaciones oculares

La clínica oftalmológica consiste en:

> *Conjuntivitis*
> *Queratitis*
> *Sensación de cuerpo extraño*
> *Lagrimeo*
> *Ojo rojo*

Diagnóstico

El Diagnóstico se realiza por visualización del gusano en fondo de saco conjuntival.

Tratamiento

El tratamiento consiste en la extracción de los gusanos con pinzas, instilando previamente unas gotas de colirio anestésico ya que su localización es superficial y no suele requerir cirugía.

DRACUNCULIASIS

Es una zoonosis producida por el **gusano de Guinea, Dracunculus medinensis**, que vive en el tejido subcutáneo profundo.

Es una enfermedad endémica en el centro y este de África por la ingestión de aguas contaminadas con pulgas infectadas por el parasito. Las pulgas son destruidas en el estómago, pero las larvas infectivas se liberan, atraviesan la pared intestinal y tras un tiempo en cavidad abdominal pasan al tejido conectivo donde terminan de desarrollarse en gusano adulto y migran para salir al exterior a través de la piel. El gusano hembra fecundado emerge al exterior por lo general a nivel de las extremidades inferiores, donde forma una ampolla o tumefacción por la que finalmente sale. Desde el momento de la infección a la salida a través de la piel transcurre aproximadamente 1 año.

El primer síntoma suele ser la aparición de la vesícula acompañada de quemazón y ruptura de la misma con salida al exterior del gusano adulto. Aunque el nematodo suele situarse en parte inferior de piernas, se han descrito casos en otras localizaciones como brazos, cabeza, mamas, etc.

Cuando el gusano se sitúa próximo a las articulaciones puede dar lugar a artritis y rigidez articular con la consiguiente limitación del movimiento de la articulación.

Manifestaciones oculares

Las manifestaciones oculares se producen al invadir las larvas en su migración los párpados, espacio subconjuntival y espacio retrobulbar dando lugar a:

>*Inflamación parpebral*
>*Conjuntivitis*
>*Proptosis.*

Diagnóstico

El diagnóstico se realiza por la clínica y por identificación del gusano que puede ser palpado bajo la piel y visto cuando emerge a través de la ampolla de salida.

Los gusanos calcificados pueden ser identificados mediante estudio radiológico.

Tratamiento

El tratamiento requiere cirugía para extraer el gusano, y antihelmínticos clásicos como Mebendazol, Tiabendazol, Niridazol y Metronidazol.

1.2. Parasitosis ocular por platelmintos: (Cestodos y trematodos)

1.2.1. PARASITOSIS OCULAR POR CESTODOS

CISTICERCOSIS

Es una enfermedad parasitaria producida por la **larva de la Taenia solium** (**Cysticercus cellulosa**) (10).

El hombre, al igual que el cerdo y el jabalí, adquiere la cisticercosis por vía feco-oral al ingerir agua o alimentos (principalmente hortalizas) contaminados con huevos embrionados de Tenia solium o por contacto directo con las heces de personas portadoras de Taenia soliun en ambientes higiénicamente deficientes. Una vez en el intestino, la larva atraviesa la mucosa intestinal y por la circulación sanguínea migra a diferentes tejidos u órganos donde se enquista (cisticerco).

El Cysticercus cellulosa es el gusano que más frecuentemente invade el ojo, siendo éste y el sistema nervioso central los más afectados por la enfermedad aunque se pueden encontrar en otras localizaciones como músculo, tejido celular subcutáneo, corazón, pulmones, etc. (11).

La infestación intestinal por la forma adulta de la Taenia solium en el hombre, se conoce como Teniasis pero ésta, a diferencia de la cisticercosis, se transmite al hombre a través de la ingestión accidental de cisticercos (larva enquistada de T. solium) presentes en carne de cerdo o jabalí poco cocinada. Los cisticercos se transforman en el intestino humano en tenías adultas. Los portadores humanos de tenías, excretan los huevos de estas con la heces, contaminando el medio ambiente si defecan al aire libre y por la utilización para riego de aguas fecales contaminadas.

Manifestaciones oculares

La afección ocular por el Cysticercus cellulosa se produce normalmente sobre el polo posterior al que llega la larva a través de la circulación coroidea, forma un granuloma en el espacio subretiniano y debido a la exudación, da lugar a desprendimiento seroso de la retina. Con frecuencia pasa al vítreo aunque puede presentarse en cualquier localización ocular (espacio subconjuntival, cámara anterior, músculos extraoculares, nervio óptico) (12).

La clínica ocular viene determinada por la presencia de:

>*Miodesopsias*
>*Fotopsias*
>*Disminución de agudeza visual*
>*Uveítis aguda*
>*Desprendimiento seroso de la retina*
>*Leucocoria*
>*Diplopia por afectación de los pares craneales III, IV y VI.*

Diagnóstico

El diagnóstico se realiza por la clínica y mediante la observación directa del parásito.

Cuando existe opacidad de los medios y se presenta en forma de quiste intraocular, la ultrasonografía ocular y la resonancia magnética pueden ser medios diagnósticos útiles.

El diagnóstico se confirma mediante pruebas serológicas.

En ocasiones, en el examen del fondo de ojo se visualizan movimientos contráctiles en las vesículas quísticas que contienen al gusano.

Tratamiento

El tratamiento consiste en administración oral de Praziquantel o Albendazol. Sin embargo se debe realizar una cuidadosa evaluación de cada paciente, debido al riesgo potencial de efectos secundarios severos (13).

En el manejo de la cisticercosis ocular, cuando se ha producido un desprendimiento de retina y el gusano se encuentra en el vítreo, se practicará una vitrectomía para la extracción del gusano. Si el gusano todavía se encuentra en el espacio subretiniano sin producir desprendimiento, se tratará con fotocoagulación láser.

Siempre en todos los casos debe administrarse corticoides por vía oral para minimizar la reacción inflamatoria.

EQUINOCOCOSIS O HIDATIDOSIS

Enfermedad parasitaria causada por un cestodos del género Echinococcus siendo la especie más frecuentes el **Echinococcus granulosus**.

El Echinococcus granulosus adulto habita el intestino delgado de los perros domésticos, otros cánidos, y a veces, gatos. Los huevos de estos cestodos son eliminados en las heces de estos animales y son la forma infectiva para el hombre, que se infecta por la ingestión de huevos de Echinococcus presentes en alimentos, agua o suelos contaminados, o por contacto directo con los animales parasitados, ya que los huevos se adhieren al pelaje de estos.

Las oncosferas se liberan en intestino humano y se diseminan por circulación sanguínea y linfática; las larvas se establecen en diferentes órganos produciendo quistes hidatídicos, en hígado (70%), pulmones (20%) y en menor porcentaje en otros tejidos como riñón, bazo, cerebro, ojo y orbita.

Manifestaciones oculares

En la afección ocular, los quistes pueden encontrarse intraocularmente en el vítreo o en el espacio subcoroideo, y con mayor frecuencia en la órbita, provocando:

>*Disminución de agudeza visual*
>*Uveitis posterior*
>*Granuloma corioretiniano*
>*Proptosis del globo ocular y limitación de sus movimientos.*

Diagnóstico

El diagnóstico se basa en los antecedentes epidemiológicos, los hallazgos clínicos, técnicas de imagen (ultrasonografía, RMN, rayos X) y serología.

En el ojo se apreciará una masa, localizada y de color blanco. El estudio del quiste, tras la quistectomía terapéutica, permitirá observar el gusano y llegar al diagnóstico de certeza.

Tratamiento

El tratamiento es combinado, altas dosis de antihelmínticos junto con la quistectomía. Albendazol es el fármaco actual de elección aunque resulta más efectiva la combinación Albendazol + prazicuantel (14). Se debe tener cuidado al realizar la quistectomía de no romper el quiste ya que la rotura puede producir la muerte por shock anafiláctico.

COENUROSIS O COENURIASIS

Enfermedad producida por la larva **Coenuro cerebralis** que es la larva quística de la **Tenia multiceps.**

La enfermedad tiene lugar principalmente en ovejas y otros ungulados, pero de forma ocasional puede afectar al hombre. Los huéspedes definitivos de la tenía adulta son principalmente los cánidos, incluyendo perros y zorros. El hombre se contagia accidentalmente al ingerir los huevos que expulsan los perros en sus heces, bien por contacto oral con manos sucias, o por la ingestión de alimentos o agua contaminada por heces de perro. Las oncosferas se liberan en intestino humano y se diseminan por circulación sanguínea; las larvas se establecen principalmente en sistema nervioso central, el ojo y los tejidos subcutáneos.

Manifestaciones oculares

La afección ocular puede ser superficial, afectándose los párpados y la conjuntiva.

También invade la cavidad intraocular anidando en el vítreo y el espacio subretiniano.

La clínica oftalmológica está formada por:

>*Inflamación palpebral*
>*Conjuntivitis*
>*Disminución de la agudeza visual*
>*Uveítis*
>*Desprendimiento de retina*
>*Papiledema por de aumento de la presión intracraneal en la coenuriasis cerebral.*

Diagnóstico

El diagnóstico está basado en el examen histológico e identificación del Coenuro tras su extracción quirúrgica.

Tratamiento

El tratamiento farmacológico no es efectivo en esta parasitosis. El tratamiento de elección es quirúrgico con la extipación del coneuro siempre que sea posible.

ESPARGANOSIS

Enfermedad parasitaria producida por el **Espargano,** que es la larva de la **Spirometra mansonoides**. Es una enfermedad que predomina en países asiáticos por el consumo de peces y carne cruda, aunque también se dan casos en América y Europa.

El parásito adulto Spirometra mansonides, es una tenia de que habita el intestino delgado de perros y gatos. Los huevos salen con las heces al medio ambiente, al caer en agua dulce, los huevos liberan una larva móvil ciliada que es ingerida por el primer huésped intermediario un pequeño crustáceo (del género Cyclops). Dentro del crustáceo continúan su transformación permaneciendo en su intestino hasta que estos son ingeridos por el segundo huesped intermediario (anfibios, reptiles o peces de agua dulce). Dentro del segundo huésped intermediario, la larva se desarrolla al estado evolutivo infectante para el huesped definitivo (espargano). El segundo huésped intermediario es devorado por el huésped definitivo (perros y gatos) y la larva se transforma en adulto en el intestino delgado de estos.

El hombre puede contraer la enfermedad por la ingestión de agua contaminada con crustáceo (Cyclops) infectados con la larva; el consumo de carne cruda o poco cocida de cualquiera de los reservorios de la larva (anfibios, reptiles, mamíferos, aves y peces) y por aplicación directa sobre la piel o conjuntiva de carne cruda de sapos o serpientes, usados como cataplasmas para curar enfermedades en medicina tradicional.

En los seres humanos, las larvas migran del intestino al tejido subcutáneo, muscular e incluso SNC y forman nódulos migratorios dolorosos, que crecen lentamente.

La sintomatología dependerá del lugar donde se localiza finalmente y se deben al efecto de lesión ocupante de espacio. La manifestación más grave es la esparganosis cerebral, la cual se acompaña de cefalea, hemiparesia, hemianopsia, y convulsiones.

Manifestaciones oculares

La clínica ocular se manifiesta por:

>*Proptosis por nódulos en la órbita*
>*Lagrimeo*
>*Hiperemia*
>*Edema parpebral y periocular*
>*Dolor ocular*
>*Ulceras corneales por exposición.*
>*Uveítis*
>*Disminución unilateral de la visión que puede llegar a la ceguera.*

Diagnóstico

El diagnóstico se sospecha por la clínica, los antecedentes epidemiológicos, las imágenes de TAC y RMN, la serología y el estudio histopatológico. La confirmación se realiza tras la extirpación quirúrgica del nódulo.

Tratamiento

El tratamiento es la extirpación quirúrgica del nódulo, no siendo efectivo el tratamiento con fármacos antihelmínticos.

1.2.2. PARASITOSIS OCULAR POR TREMATODOS O DUELAS

ESQUISTOSOMIASIS

Es una enfermedad producida por un trematodo del género **Schistosoma**. Son cinco, las especies de Schitosomas que pueden infectar al ser humano: **S. mansoni, S. haematobium** , **S. japonicum, S mekongi y S. intercalatum.**

Esta enfermedad se da principalmente en África, Asia y el Pacífico.

La infección usualmente se adquiere a través de actividades tales como la natación, el baño, la pesca, la agricultura. Se produce por exposición a aguas contaminadas con las cercarias de este gusano, que penetran en la piel y alcanzan el torrente circulatorio. Los moluscos de agua dulce actúan como huéspedes intermediarios de la larva y los vertebrados superiores incluido el hombre como huéspedes definitivos. Los gusanos adultos producen gran cantidad de huevos que se deposita en los capilares y los tejidos de los órganos parasitados, mientras otros son excretados por la orina o las heces. Una vez que se excreta, el huevo eclosiona en contacto con el agua dulce y libera una larva ciliada (miracidio) que nadan en el agua e infectan a los caracoles de agua dulce, huésped intermediario específico, que en el caso del S. mansoni, es generalmente el Biomphalaria glabrata en América o la Biomphalaria pfeifferi en África. Después de aproximadamente 30 días, los caracoles infectados liberan cercarias que nadan y pueden penetrar en la piel del huésped definitivo (hombre u otro vertebrado superior), y en un plazo de 12-24 horas invaden el sistema linfático, y entran en la circulación como esquistosomas maduros.

Manifestaciones oculares

La afección del ojo es poco frecuente. Se han descrito:

>Granulomas en los párpados y la glándula lagrimal.
>Perdida brusca de visión unilateral al embolizar los huevos la arteria central de la retina.
>Coroiditis granulomatosa por afectación de la coroides por el S. mansoni.

Tratamiento

El tratamiento consiste en Praziquatel oral, pudiendo ser también necesario el uso de corticoides y anticonvulsivantes en caso de neuroesquistosomiasis.

PARAGONIMIASIS

Parasitosis producida por un trematodo del género **Paragonimus**. El que más frecuentemente afecta al hombre es el **P. westermani** aunque se conocen al menos otras siete especies patógenas para el hombre (P. mexicanus, P. kellicotti, P. skrjabini, P. miyazakii, P. heterotremus, P. africanus, P. uterobilateralis). Enfermedad endémica en zonas tropicales y subtropicales de Asia, África y el Continente Americano.

El Paragonimus requiere de 2 huespedes intermediarios, un caracol y un cangrejo de agua dulce antes de instalarse en el huesped definitivo, el hombre y una amplia variedad de mamíferos domésticos y silvestres. En el agua dulce se desarrolla la forma larvaria (miracidio) la cual nada libremente hasta penetrar en el primer huésped intermediario, un caracol (Aroapyrgus allei y otros), donde se transforma en cercarias; estas cercarias abandonan al caracol e infectan al segundo huésped intermediario, un cangrejo (Pseudothelphusa dilatata y otros).

El ser humano se infecta al manipular o ingerir cangrejos de rio crudos o mal cocinados, parasitados por la forma infectiva del trematodo (metacercaria). Las metacercarias atraviesan la pared del estómago o duodeno y caen a la cavidad abdominal, posteriormente migran a cavidad torácica a través del diafragma, penetran en los pulmones dando lugar a zonas de necrosis focal, hemorragias y exudado inflamatorio. Se alojan con frecuencia cerca de bronquiolos y bronquios hasta convertirse en gusanos adultos en nódulos de tejido fibrótico, con formación de granulomas.

Los huevos, eliminados con el esputo, o las heces, si son deglutidos, dan lugar en agua dulce a los miracidios, los cuales penetran a caracoles con lo que se cierra el círculo.

La localización más frecuente del parásito es en los pulmones, dando lugar a un cuadro respiratorio de vías bajas por afectación pleuropulmonar, pero puede localizarse en otros tejidos (SNC, piel, hígado, bazo, ganglios linfáticos, riñones, ojos, órganos reproductores, etc.

Manifestaciones oculares

La sintomatológia oftalmológica es consecuencia, en gran medida, de la afectación del sistema nervioso por la parasitosis.

- *>Disminución de la agudeza visual*
- *>Hemianopsia homónima*
- *>Papiledema y posteriormente atrofia óptica*
- *>Dolor ocular que no se calman con el empleo de analgésicos*
- *>Uveítis anterior*
- *>Hiphema*
- *>Glaucoma secundario (15)*

Diagnóstico

El diagnóstico se realiza por estudio parasitológico de esputo, heces fecales y aspirado pleural para la demostración del trematodo o huevos del mismo.

En radiografías simples de tórax pueden observarse en ocasiones los nódulos o quistes, únicos o múltiples, de baja densidad interna, que se aprecian como sombras "en anillo". En ocasiones se identifican opacidades lineares periféricas que sugieren el trayecto migratorio de los parásitos.

La tomografía computarizada ofrece información más específica sobre el contenido de la cápsula parasitaria y los trayectos de migración.

El estudio histopatológico puede conducir al hallazgo de parásitos adultos, huevos y granulomas rodeados de material fibrótico.

Las pruebas de laboratorio que se utilizan son la fijación de complemento, estudios electroforéticos y el test de ELISA.

Tratamiento

El tratamiento consiste en antihelmínticos como Praziquantel y Triclavendazol.

En caso de afección ocular el gusano debe ser extraído quirúrgicamente, realizándose una vitrectomía si éste ha invadido el vítreo.

2. Parasitosis ocular por protozoos

2.1. Toxoplasmosis

Enfermedad producida por el **Toxoplasma gondii,** protozoo de distribución mundial que parasita a felinos, entre ellos a gatos domésticos.

Parásito intracelular obligado, se reproduce en las células intestinales del gato que elimina los ooquistes en la defecación. Los humanos y otros animales de sangre caliente como aves, son huéspedes intermediarios.

Los humanos se infectan por la ingesta de productos como verduras, frutas, agua o carne poco cocinada (que contiene los quistes), también pueden infectarse por vía congénita o por transfusión de sangre o trasplante de órganos.

Manifestaciones oculares

La toxoplasmosis es asintomática en la mayoría de los pacientes inmunocompetentes y la mayoría de infectados no desarrollan enfermedad ocular, pero existen dos grupos de riesgo: los pacientes inmunodeprimidos (especialmente los infectados por el VIH) y los neonatos que se infectan por vía congénita durante una infección aguda de la madre. En estos dos grupos puede producir **coriorretinitis necrotizante**.

>**La coriorretinitis toxoplásmica** activa al examen del fondo de ojo se presenta como una lesión blanquecina y moderadamente exudativa con bordes bien definidos.

Aunque todas las partes del fondo de ojo tienen riesgo de padecer coriorretinitis, afecta con más frecuencia a la zona macular y es adyacente a una cicatriz pigmentada inactiva antigua "lesión satélite". El tamaño de la lesión puede variar desde una décima parte del diámetro del disco óptico a cinco veces este.

>*Vitritis que siempre está presente en la coriorretinitis activa y puede dificultar la visualización del fondo de ojo, aunque el foco inflamatorio se alcanza a distinguir con un aspecto que conocemos como de "faro en la niebla".*
>*Vasculitis retinal que puede verse en la vecindad de una lesión activa o en la retina distante.*

La coriorretinitis en los pacientes infectados por VIH puede mostrar **rasgos atípicos**, tales como grandes

>*Grandes áreas confluentes de necrosis retinocoroidal*
>*Lesiones activas bilaterales*
>*Neuritis óptica y papilitis que puede ser secundaria a retinitis activa localizada en el área yustapapilar o que la cabeza del nervio óptico sea afectada directamente.*
>*Iridociclitis que es relativamente frecuente.*

La clínica de la toxoplasmosis ocular depende de la ubicación, tamaño y severidad de la coriorretinitis que con frecuencia es rrecurrente.

La toxoplasmosis congénita suele dar lugar a afectación de ambos ojos produciendo:

>*Pérdida de agudeza visual*
>*Estrabismo*
>*Nistagmo*

La toxoplasmosis adquirida suele ser unilateral dando lugar a:

>*Disminución de agudeza visual como resultado de estar comprometido el nervio óptico, la macular o existir inflamación vítrea severa.*
>*Fotofobia*
>*Pérdida de visión central por afectación macular.*
>*Uveítis siendo la toxoplasmosis una de las causas más frecuentemente de uveitis.*

Durante el proceso curativo, se pueden desarrollar:

>*Neovascularización coroidal*
>*Franjas traccionales vítreas*
>*Desprendimiento retiniano traccional*

Diagnóstico

El diagnóstico de toxoplasmosis ocular se realiza por observación en el fondo de ojo de la retinocoroiditis necrotizante focal.

Las pruebas serológicas de títulos de suero antitoxoplasma IgM e IgG pueden ser útiles para apoyar el diagnóstico, al igual que la demostración de títulos de anticuerpos antitoxoplasma en humor vítreo o acuoso. También se puede utilizar la Reacción en Cadena Polimerasa (PCR) de muestras de humor vítreo y acuoso.

El diagnóstico diferencial de la retinocoroiditis toxoplásmica recurrente adyacente a un área de cicatriz, debe realizarse con una serie de lesiones retinianas con las que puede confundirse, como son: la coroiditis serpiginosa, la retinitis necrotizante por citomegalovirus, virus simplex de herpes, el virus zoster de herpes, la retinitis fungal (candidiasis, blastomicosis), las retinitis sépticas, toxocariasis ocular, sarcoidosis, sífilis y tuberculosis.

Tratamiento

No existe una pauta terapéutica consensuada universalmente. El Tratamiento pretende detener la multiplicación del parásito durante el período activo de la retinocoroiditis y minimizar el daño a la retina y al nervio óptico.

Pueden emplearse los fármacos siguientes: Corticoides sistémico recomendado en ojos con vitritis grave pero contraindicados en pacientes con sida. Una combinación de Pirimetamina con Sulfadiacina, que es capaz de controlar la fase de replicación rápida (fase aguda de la enfermedad), pero sin embargo no actúa sobre los quistes. Frente a estos se utiliza tratamiento con Hidroxinaftoquinona y Azitromicina.

2.2. Tripanosomiasis americana o Enfermedad de Chagas

Enfermedad producida por el **Trypanosoma cruzi**, protozoo distribuido principalmente en América Latina, aunque debido al aumento de la inmigración se diagnostican casos también en zonas no endémicas.

El reservorio son los humanos, perros, gatos, cerdos, rata, zorro, zarigüellas, mapaches, murciélagos, ratones y monos. El vector son las **Chinches (Triatomo, chinche besucona o vichuca)**. Cuando la vinchuca infectada con el Trypanosoma cruzi pica, excreta sus heces con parásitos sobre la picadura. La picazón hace que la persona se rasque, produciendo pequeñas heridas por donde entran los parásitos al organismo. Una vez dentro, utiliza la sangre para propagarse en busca de células nucleadas e invade ciertos tejidos teniendo preferencia por corazón, sistema nervioso, músculos, sistema digestivo, etc.

La clínica consiste en fiebre y reacción inflamatoria intensa en el sitio de la picadura, con formación de un nódulo subcutáneo que recibe el nombre de **chagoma de inoculación** y adenitis regional. Las complicaciones de la fase crónica de la enfermedad de Chagas incluyen la afectación cardiaca, digestiva y del SNC.

Manifestaciones oculares

Si la picadura inicial se produce cerca de la órbita, puede dar lugar al "**Signo de Romaña"** consistenete en:

>*Edema palpebral y periorbitario unilateral indoloro*
>*Conjuntivitis*
>*Adenitis retroauricular*

Este edema se resuelve tras 30-60 días, sin secuelas locales.

Diagnóstico

El diagnóstico de la enfermedad, en estadio precoz, es parasitológico mediante examen microscópico de una gota de sangre fresca anticoagulada, permitiendo la observación del Tripanosoma.

En la analítica aparece VSG elevada y linfocitosis con linfocitos atípicos.

El Diagnóstico en estadio tardío se realiza por serología específica y xenodiagnóstico.

Tratamiento

Nifurtimox 8-10 mg/kg/día en 4 dosis. Cada 2 semanas se aumenta la dosis en 2 mg/kg/día hasta 15 mg/kg/día con una duración de 4 meses. Puede asociarse a Gamma Interferón.

Alternativas: Benznidazol 5 mg/kg/d/ en 2 dosis durante 2 meses o Alopurinol 16-24 mg/Kg/día/ en 3 dosis durante 60 días o Itraconazol 6 mg/kg/día 4 meses.

En los niños: Nifurtimox: Edad de 1 a 10 años: 5 mg/kg vía oral cada 6h durante 3 meses. Edad de 11 a 16 años: 3.5 mg/kg via oral, cada 6h durante 3 meses o Benznidazol 3.75 mg/kg via oral, cada 12h durante 2 meses.

2.3. Malaria o Paludismo

Enfermedad causada por un **protozoo del género Plasmodium**. Las especies que afectan al hombre son: Plasmodium falciparum, Plasmodium vivax, Plasmodium malariae, Plasmodium ovale y Plasmodium knowlesi.

La malaria tiene una distribución amplia en África, América central y del sur, Oceanía y Asia, principalmente en zonas tropicales/subtropicales.

Se transmite por la picadura del **mosquito hembra del género Anopheles**, que es el huesped definitivo, en el cual se lleva a cabo la fase sexuada de la reproducción del parásito.

Otras vías de transmisión son, por transfusión de sangre infectada y el empleo de agujas y jeringas contaminadas. En mujeres embarazadas, más vulnerables, principalmente ante infecciones por P. falciparum, puede presentarse paludismo severo, parto prematuro, aborto y transmisión congénita.

Las manifestaciones a nivel general, se inician con diversos signos y síntomas no específicos como: taquicardia, taquipnea, malestar, fatiga, escalofríos, sudoración, cefalea, anorexia, náusea, vómito, dolor abdominal, diarrea, tos, artralgias. Debido a la gran variedad de manifestaciones, debe contemplarse el diagnóstico ante pacientes con una enfermedad febril provenientes de una zona endémica. Los hallazgos físicos a considerar son anemia leve y bazo palpable.

Paroxismo palúdico: 1) Escalofrío → 2) Fiebre → 3) Sudoración (diaforesis) Duración: horas, con un consumo de aproximado de 5000 calorias.

Gran parte de los hallazgos clínicos son causados, entre otros mecanismos patogénicos, por la adherencia de eritrocitos parasitados y no parasitados a los capilares, fenómeno conocido como "citoadherencia", que redunda en infartos, extravasación capilar, y trastornos en diferentes órganos. Pueden identificarse: Trastornos de la conciencia (con o sin convulsiones), anemia severa, hemólisis, hipoglucemia, síndrome de dificultad respiratoria aguda, colapso circulatorio, acidosis metabólica, insuficiencia renal, hemoglobinuria, insuficiencia hepática, coagulopatía (con o sin coagulación intravascular diseminada).

Manifestaciones oculares

Las manifestaciones oculares de la malaria incluyen:

>Hemorragias retinianas que son un indicador de mal pronóstico en la malaria cerebral.
>Neuritis óptica
>Panuveitis
>Parálisis oculomotora
>Trastornos visuales que en algunos casos pueden ser originados por los anti-palúdicos como la Cloroquina.

Diagnóstico

El Diagnóstico además de tener en cuenta los antecedentes epidemiológicos y el cuadro clínico, se basa en la observación al microscopio del parasito en sangre, mediante frotis y gota gruesa. En los pacientes infectados puede detectarse parasitemia, habitualmente <5000 parásitos/microL de sangre, con alrededor de <0.1 % de eritrocitos parasitados. Los pacientes que sufren complicaciones o enfermedad severa pueden presentar hiperparasitemia >100,000 parásitos/microL de sangre con un >5 - 10 % de eritrocitos parasitados.

Ademas podemos observar anemia, trombocitopenia, transaminasas elevadas y creatinina elevados.

Tratamiento

Tratamiento de cura radical será de catorce días: Cloroquina y Primaquina los tres primeros días y del cuarto al catorceavo día, sólo Primaquina.

2.4. Leishmaniasis

Enfermedad causada por un protozoo flagelado, parásito intracelular obligado, del **género Leishmania.**

La leishmaniasis se transmite por la picadura del mosquito **flebótomo** hembra infectado, también conocidos como **mosca de la arena**. Se conocen más de 90 especies de flebotomos transmisores de Leishmania. Hay unas 70 especies animales, entre ellas el hombre y el perro, que son reservorios naturales de Leishmania. Estos insectos pueden adquirir la infección de humanos y reservorios tales como roedores, cánidos y primates.

El flebótomo hembra infectado, porta en su probóscide los promastigotes metacíclicos, extracelulares de la leishmania, que son inoculados en la piel del hombre u otro huesped vertebrado durante la picadura. Los parásitos son fagocitados en piel por macrófagos y aunque muchos son destruidos, algunos pierden el flagelo, se transforman en amastigotes y se multiplican. Las células infectadas se rompen finalmente y los amastigotes se diseminan hacia diferentes tejidos.

Cuando flebótomos libres de infección se alimentan de individuos infectados, ingieren las células con amastigotes que sufren cambios bioquímicos y morfológicos en el intestino medio del insecto, se multiplican y finalmente migran a la probóscide como promastigotes metacíclicos, altamente infectantes.

La transmisión entre humanos puede ocurrir por contacto con material de una lesión, transplante de órganos, transfusión sanguínea y a través de la placenta.

La enfermedad se presenta en tres formas principales:

Leishmaniasis visceral (también conocida como kala-azar): es mortal si no se trata. Se caracteriza por episodios irregulares de fiebre, pérdida de peso, hepatoesplenomegalia y anemia. Es la forma más frecuente en la Cuenca Mediterranea y altamente endémica en el subcontinente indio y África oriental.

Leishmaniasis cutánea: Es la forma más frecuente de leishmaniasis, y produce en las zonas expuestas del cuerpo lesiones cutáneas, sobre todo ulcerosas, que dejan cicatrices de por vida y son causa de discapacidad grave. Aproximadamente un 95% de los casos de leishmaniasis cutánea se producen en América, Cuenca del Mediterráneo, Oriente Medio y Asia Central.

Leishmaniasis mucocutánea: conduce a la destrucción parcial o completa de las membranas mucosas de la nariz, la boca y la garganta. Aproximadamente un 90% de los casos de leishmaniasis mucocutánea se producen en el Brasil, Bolivia y el Perú.

Manifestaciones oculares

Las manifestaciones oculares de la leishmaniasis visceral son infrecuentes e incluyen: **>Coriorretinitis**

>*Iritis*
>*Queratitis*
>*Trombosis de la vena central de la retina.*

En el contexto de la **leishmaniasis cutánea** se pueden objetivar **síntomas locales si el sitio de la picadura inicial está cerca de las estructuras oculares.**

Diagnóstico

El diagnóstico presuntivo deben tener en cuenta el cuadro clínico y los antecedentes epidemiológicos (residencia o visita a zonas endémicas).El diagnóstico de la leishmaniasis visceral se realiza mediante la combinación de un examen clínico con pruebas parasitológicas o serológicas.

Los hallazgos de laboratorio indican trombocitopenia, anemia normocítica normocrómica, leucopenia, hipoalbuminemia, hipergammaglobulinemia. El factor reumatoide y complejos inmunes circulantes están presentes en la mayoría de los pacientes. Las transaminasas hepáticas séricas pueden estar elevadas.

Las pruebas parasitológicas en la Leishmaniosis Visceral, consisten en la identificación de los amastigotes en aspirados de médula ósea, biopsia de bazo e hígado, ambos procedimientos invasivos, que requieren de hospitalización. En la Leishmaniosis Cutánea y Mucocutánea se realizan raspado, biopsia, improntas y extendidos de las lesiones y ganglios linfáticos. La visualización de amastigotes se realiza al microscopio después de tinción con la técnica Giemsa.

Entre las pruebas inmunológicas cabe considerar a la prueba de ELISA, IFAT (Indirect fluorescence antibody test), inmunofluorescencia directa y la prueba de aglutinación directa. La prueba de ELISA es positiva en etapas tempranas de la enfermedad y permite evaluar niveles de anticuerpos. Los pacientes con hipergammaglobulinemia presentan títulos elevados de IgG e IgM.

En la leishmaniasis cutánea y mucocutánea los niveles de anticuerpos son bajos por lo que las pruebas serológicas tienen un valor limitado, confirmándose el diagnóstico cuando los análisis parasitológicos corroboran las manifestaciones clínicas.

La intradermorreación de Montenegro, prueba de hipersensibilidad celular a antígenos de Leishmania es un método indirecto, utilizado en estudios epidemiológicos. Es positiva en las formas de L. cutánea localizada y L mucocutánea, después de unos 30 - 90 días de haber adquirido la infección y se mantiene indefinidamente. En los casos de L. visceral es negativa durante la enfermedad activa, y solamente se positiviza con el tratamiento, por lo que es útil, en forma conjunta con los anticuerpos, en el monitoreo de la evolución durante el tratamiento. En la enfermedad cutánea difusa también resulta negativa.

Para la discriminación entre especies, se requiere una batería de métodos de identificación. Se han empleado el cultivo de promastigotes con anticuerpos monoclonales y perfiles isoenzimáticos. Se utiliza la técnica de PCR (reacción en cadena de la polimerasa) para el diagnóstico y distinción de género y especie.

Tratamiento

El tratamiento de la leishmaniasis depende de varios factores, como la forma de la enfermedad, la especie de parásito y la ubicación geográfica. La leishmaniasis es una enfermedad tratable que puede curarse. Todos los pacientes a quienes se haya diagnosticado leishmaniasis visceral requieren la administración inmediata de un tratamiento completo.

Los medicamentos utilizados para el tratamiento de la Leishmaniosis visceral son los antimoniales pentavalentes, la Anfotericina

B y la Anfotericina B liposomal. De forma general los antimoniales pentavalentes son los más utilizados en el tratamiento de la leishmaniasis visceral. Sin embargo, la elección del medicamento debe considerar las condiciones clínicas de los pacientes, la presencia de coinfecciones y el embarazo.

2.5. Acanthamebiasis

La **Acanthamoeba** es un género de protozoo ameboide que tiene la capacidad de existir como amebas de vida libre y como parásitos patógenos y oportunistas. De las 17 especies descritas sólo cinco han sido asociadas a infecciones sistémicas en el hombre: **A. polyphaga, A. castellanii, A. culbertsoni, A. hatchetti y A. healyi.**

La Acanthamoeba está entre los protozoos más frecuentes encontrados en la naturaleza. Está distribuida por todo el mundo y ha sido aislada de tierra, polvo, aire, agua dulce natural y clorada, agua de mar, piscinas, aguas residuales, sedimentos, aire acondicionado, lentes de contacto y cultivos celulares. También ha sido aislada de la vegetación y de animales como peces, anfibios, reptiles y mamíferos; de la cavidad nasofaríngea de personas aparentemente sanas y de pacientes inmunodeficientes.

La Acanthamoeba la podemos encontrar en dos estadios:

Forma activa o trofozoito que se alimenta por fagocitosis de bacterias, algas y levaduras mediante seudópodos; aunque también puede captar nutrientes disueltos en el ambiente, a través de un proceso de pinocitosis.

Forma latente conocida como quiste, que adopta en condiciones ambientales adversas como la falta de alimento, la desecación y los cambios en la temperatura y pH. En condiciones ambientales apropiadas, los quistes se convierten en trofozoitos que producen una serie de enzimas que ayudan a la penetración y destrucción tisular.

La Acanthamoeba, puede infectar al ser humano por vía nasal, por la piel y por vía ocular y si llega al cerebro puede dar lugar a encefalitis amebiana granulomatosa.

Manifestaciones oculares

La afectación ocular por Acanthamoeba da lugar a la **Queratitis por Acanthamoeba** que puede aparecer tras erosiones corneales traumáticas, aunque sean mínimas, o por el uso inadecuado de lentes de contacto blandas.

La clínica de la queratitis por Acanthamoeba incluyen:

>*Visión borrosa*
>*Dolor persistente e intenso en ojo afectado, incluso desproporcionado al tamaño de la lesión corneal.*
>*Edema de la conjuntiva*
>*Pequeños infiltrados anteriores del estroma corneal en forma de parches e infiltrados perineurales (queratitis radial) a la exploración con lámpara de hendidura.*

El epitelio corneal en este estadio puede permanecer intacto o presentar:

>*Queratitis puntiforme leve*
>*Lesiones corneales seudodendriticas.*

Si el paciente no recibe el tratamiento adecuado estos infiltrados crecen, confluyen y pueden dar lugar a:

>*Abceso corneal anular*
>*Ulceración del estromal corneal*

>Hipopión,
>Uveítis
>Perforación ocular

Diagnóstico

Por observación directa de la córnea a través de microscopia confocal para el diagnóstico de queratitis.

La queratitis por Acanthamoeba puede ser confundida con una queratitis herpética o fúngica, por tanto debe sospechares en todo caso de queratitis en paciente portador de lentes de contacto blandas, con dolor persistente en intenso en ojo afectado que presente cultivos negativos para bacterias, hongos y virus, junto con una falta de respuesta al tratamiento antimicrobiano convencional.

El diagnóstico de queratitis por Acanthamoeba se realiza por visualización de la ameba en una extensión o cultivo in vitro .Para ello se toma muestra de la lesión corneal mediante raspado y se hace por un lado extensión y tinción y por otro cultivo in vitro. Siendo preferible siempre realizar ambos ya que el Diagnóstico por extensión es mucho más rápido que en el cultivo en vitro, en que hay que esperar el crecimiento del parasito y para entonces la patología ocular puede haber empeorado bastante.

Las tinciones utilizadas para el diagnóstico de la Acanthamoeba en las extensiones son:

La tinción hematoxilina-eosina observándose la estructura nuclear de Acanthamoeba que se caracteriza por un pronunciado cariosoma rodeado de un halo.

Otros métodos de tinción muy útiles para la identificación de quistes en secciones de tejidos son La tinción de PAS que colorea de rojo la pared del quiste, mientras que la tinción de Gomori Grocott tiñe el quiste de negro.

La tinción con calcoflúor blanco, que se une a la celulosa de los quistes y emite fluorescencia cuando es excitado, es usado para identificar quistes.

En casos difíciles puede ser necesario el diagnóstico histológico a partir de biopsias de córnea, utilizando igualmente estos métodos de tinción.

Con inmunofluorescencia puede detectarse quistes y trofozoitos con una tinción brillante al examinar bajo luz fluorescente, raspados corneales.

Los cultivos in vitro se realizan mediante siembra de la muestra en agar no nutritivo o agar con una baja concentración de nutrientes (peptona 0,05%, extracto de levadura 0,05% y glucosa 0,1%) en presencia de bacterias. Las bacterias incluyen especies no mucoides como Klebsiella pneumoniae, Enterobacter spp. (Enterobacter aerogenes y Enterobacter cloacae) y Escherichia coli. En pacientes portadores de lentes de contacto también deben cultivarse muestras tomadas de la lente de contacto y de su estuche.

La técnica de reacción de polimerasa en cadena (16) y el análisis de la variación de las secuencias de ADN a través de la técnica de polimorfismos de longitud de fragmentos de restricción, han demostrado ser métodos efectivos y sensibles (17).

Tratamiento

Un tratamiento correcto de la queratitis por Acanthamoeba realizado en las fases iniciales, le proporciona un buen pronóstico y generalmente sin secuelas. Pero debido a la dificultad de su diagnóstico y la frecuencia con que se la confunde con otros tipos de queratitis, suele pasar más de 15 días de evolución sin el tratamiento adecuado, tiempo este suficiente para que en el estroma corneal se produzcan cambios estructurales irreversibles que harán preciso un tratamiento intenso durante muchos meses. Además debido al peligro de reactivación por persistencia de formas quísticas, debe mantenerse el tratamiento quisticida durante al menos 6 meses, aun en ausencia de todos los signos y síntomas.

Los medicamentos más empleados son los derivados de las diaminas como el colirio de Isetionato de Propamidina al 0,1 % (18), a dosis de 1 gota/1h en dosis de ataque, durante 48h, seguido de 1 gota/2h durante 8 días, espaciando las aplicaciones a lo largo de un año en combinación con otros medicamentos.

En caso de resistencia al tratamiento con Propamidina, puede resultar eficaz el Colirio de Hexamidina 0,1 % con la misma pauta de tratamiento.

Otro grupo de medicamentos que han demostrado eficacia sobre trofozoitos y formas quisticas son la Binguamidas. La Polyhidroxy-methylbiguanida (PHMB) al 0.02 %, a dosis de 1 gota/1h en dosis de ataque, durante 48h, seguido de 1 gota/2h durante 8 días, seguido de 1 gota/4h durante 15 días y manteniendo del tratamiento de 1 gota /6h durante 6 meses. (19).

Igualmente eficaz es la Clorhexidina 0,02 %, que puede ser preparada fácilmente en la farmacia hospitalaria.

Otros medicamentos que parecen de utilidad para el tratamiento de las amebas son las combinaciones de aminoglicósido como la Neomicina-Polimixina B y Gramicidina (Oftalmowell) que posiblemente, al margen de su acción amebicida, actúen eliminando los gérmenes que son potenciales nutrientes de los trofozoitos.

La administración oral de antimicóticos como el Ketoconazol a dosis de 200 mgr cada 12 horas (Ketoisdin) parece asimismo eficaz para ayudar a la eliminación de la totalidad de las amebas.

Los corticoides tópicos a dosis moderadas pueden ser utilizados para reducir la inflamación y el dolor, sin embargo su uso no está libre de críticas ya que pueden favorecer la proliferación de gérmenes y la perforación de la córnea.

La queratoplastia puede formar parte del tratamiento en dos casos: 1) para extirpar el foco infeccioso ante la amenaza de perforación inminente, pero tiene muy mal pronóstico. 2) En pacientes con leucomas corneales inactivos tras haber padecido queratitis por Acanthamoeba, en estos casos, tiene un excelente pronóstico.

3. Parasitosis ocular por ectoparásitos

Llamamos Ectoparásito al parásito que vive en la parte externa de su huésped.

3.1. Afección ocular por ácaros

3.1.1. Blefaritis por Demodex folliculorum

El **Demodex folliculorum** es un ácaro de la familia Demodicidae, que a menudo recibe el nombre de "ácaro del folículo" ya que vive en el interior del folículo piloso de sus huespedes. Es vermiforme, tiene cuatro pares de patas rechonchas y el abdomen estriado, vive en las glándulas sebáceas de la cabeza, folículos pilosos de la cara, pestañas y glándulas de Meibomio de los párpados, pero también puede encontrarse en el pecho, las axilas y la región del pubis.

Aunque se ha encontrado en personas asintomáticas, se ha relacionado su presencia con diversas enfermedades oftalmológicas: conjuntivitis, blefaritis eccematosa crónica, chalazión e intolerancia a lentes de contacto. Su incidencia en el hombre aumenta con la edad y se ha observado una mayor frecuencia en pacientes con: acné rosácea, dermatitis seborreica, inmunodeficiencias congénitas y adquiridas y diabetes.

En su estructura tiene un exoesqueleto que provoca una reacción granulomatosa a cuerpo extraño, lo que produce un bloqueo mecánico que puede explicar la aparición de blefaritis y chalazion. Estos parásitos y sus productos estimulan mecanismos de hipersensibilidad con producción de anticuerpos y reacciones inmunes mediadas por células.

Manifestaciones oculares

Las manifestaciones oculares está constituida por síntomas y signos relacionados con la **blefaritis** que produce, dando lugar a:

>*Prurito,*
>*Caída de pestañas*
>*Sensación de cuerpo extraño*
>*Edema palpebral*
>*Hiperemia del borde ciliar*
>*Chalzión mútiples recurrentes.*
>*"Imagen en bocamanga o puño de camisa" (al examen con lámpara de hendidura se puede observar en la base de las pestañas una estructura transparente alargada que se describe como espolón, y un cúmulo de costras y restos que forman un collar alrededor del folículo piloso.*

Diagnóstico

El Diagnóstico se realiza por la clínica y los hallazgos con lámpara de hendidura, pudiendose incluso visualizar el parasito vivo al examinar pestañas al microscopio.

Tratamiento

Tratamiento mediante medidas de higiene palpebral y aplicación de ungüento de óxido amarillo de mercurio al 1 % durante 7 días y repetir el tratamiento a los 15 días para erradicar el parásito.

3.2. Afección ocular por garrapatas

Aunque es infrecuente, las garrapatas de varias especies pueden adherirse a estructuras oculares, como los párpados, para alimentarse.

Tras la retirada de la garrapata puede formarse un pequeño granuloma si se ha quedado retenida alguna parte del artrópodo.

3.3. Afección ocular por piojos

3.3.1. Pediculosis ciliaris

La infestación de cejas y pestañas con **Phthirus pubis** (piojo pubiano o ladilla) se transmite por contacto sexual o corporal cercano, pudiendo ocurrir también en niños, cuyos padres tienen una considerable infestación.

Aunque el Phthirus se encuentra preferentemente en el pubis, pero se le puede ver en las cejas, pestañas, barba, vello axilar y en el vello grueso de la espalda y el pecho de los hombres.

El Phthirus pubis, tiene forma de escudo de armas aplanado, es más pequeño que los otros Pediculus. Su longitud es de 1 a 2 mm y es casi tan ancho como largo. Las patas son cortas, fuertes y terminan en garras muy desarrolladas, que le permiten fijarse a los pelos más gruesos del cuerpo. A diferencia de los piojos de cabeza y cuerpo, que se mueven con frecuencia, éstos permanecen estacionados por mucho tiempo, se fijan a la base del pelo e introducen el aparato picador en la piel. Por esta razón su extracción manual es difícil.

Manifestaciones oculares

La clínica consiste en **blefaritis**, generalmente bilateral, que puede cursar con costras y prurito en el margen de los parpados que puede asociarse a **conjuntivitis**.

Diagnóstico

El diagnóstico se realiza por la demostración de liendres y ocasionalmente piojos adultos adheridos en la base de los pelos, es importante descartar alguna probable enfermedad de transmisión sexual asociada.

Tratamiento

En infestaciones leves, los piojos y liendres pueden retirarse mecánicamente después de algunos días de la aplicación de petrolato, aplicado 3 a 5 veces por día.

También se puede utilizar ungüento de Fisostigmina (0,25 a 1%) oftálmica aplicada dos veces al día por 8 a 10 días. Con la precaución de que no entre en contacto con el globo ocular pues es posible que cause un espasmo de los músculos del iris.

Asimismo, la infestación de los párpados puede tratarse efectivamente aplicando una gruesa capa de vaselina a los bordes palpebrales, dos veces por día, durante 8 días u óxido amarillo de mercurio al 1% cuatro veces por día durante dos semanas.

Si es posible deben tratarse los contactos sexuales.

3.4. Afección ocular por larvas de moscas

3.4.1. Miasis ocular u oftalmomiasis

Miasis es el parasitismo por larvas de dípteros (moscas) en tejidos o cavidades corporales. Esta infección afecta ocasionalmente al hombre y ocurre cuando la mosca hembra adulta, deposita sus huevos o larvas, dependiendo de la especie, en las fosas nasales, cavidades oculares, cavidad bucal o piel.

La miasis más frecuente es la producida por larvas de la **mosca Oestrus ovis** (mosca del carnero) que está presente en todo el mundo, generalmente asociada a zonas ganaderas. También se dan casos aunque menos frecuente por larvas de la mosca Dermatobia hominis (20) endémica en centro y Sudamérica y por larvas de la mosca Cochiliomyia hominivorax (21), conocida comúnmente como "gusano barrenador", esta especie es considerada endémica en Perú. Otros géneros que pueden dar lugar a miasis ocular son Gasterophilus, Cordylobia, Chrysomia, Wohlfahrtia y Hypoderma.

En el hombre, que es un huésped accidental, la mosca deposita sus huevos en la conjuntiva ocular, originando la miasis ocular u oftalmomiasis.

La miasis ocular u oftamomiasis es debida a la invasión de las estructuras oculares por larvas de mosca.

La oftalmomiasis se puede dividir en tres categorías: Oftalmomiasis externa, oftalmomiasis interna y miasis orbitaria.

La oftalmomiasis externa suele estar producida por las larvas de la mosca Oestrus ovis, afecta a los tejidos superficiales produciendo **conjuntivitis, queratitis puntiforme o miasis palpebral.**

La oftalmomiasis interna suele estar producida la larva de la mosca del género Hypoderma que penetra los tejidos del globo ocular produciendo **uveítis** o **desprendimiento de retina**.

La miasis orbitaria la pueden producir larvas de varios géneros de moscas dando lugar a destrucción local del tejido periorbitario.

Manifestaciones oculares

>*Ojo rojo*
>*Fotofobia*
> *Edema palpebral*
>*Inflamación conjuntival*
>*Sensación de cuerpo extraño móvil intraocular*
>*Picor*
>*Lagrimeo*
>*Queratitis puntiforme*
>*Uveitis*
>*Disminución de agudeza visual*

Diagnóstico

Consiste en la identificación de las larvas en fondo de saco conjuntival, bien a simple vista o con ayuda de lámpara de hendidura.

Tratamiento

Consiste en la extracción de las larvas, que puede ser dificultosa debido a los poderosos ganchos que tienen y con los cuales se adhieren fuertemente al tejido, puede ser útil la instilación de unas gotas de colirio anestésico en el ojo que tiene efecto paralizante sobre ellas. Posteriormente a la extracción se debe administrar tratamiento con antibióticos, de preferencia macrólidos (Eritromicina o Azitromicina) para evitar o controlar infecciones bacterianas asociadas con la presencia de las larvas (22).

Bibliografía

1-Jones JL, Kruszon-Moran D, Won K, Wilson M, Schantz PM. Toxoplasma gondii and Toxocara spp. co-infection. Am J Trop Med Hyg. 2008 Jan;78(1):35-9.

2-Frazier M, Anderson ML, Sophocleous S. Treatment of ocular toxocariasis with albendezole: a case report. Optometry. Apr 2009;80(4):175-80.

3-Hotez PJ, Bottazi ME, Franco Paredes C, Ault SK, Periago MR. The Neglected Tropical Diseases of Latin America and the Caribbean: A Review of Disease Burden and Distribution and a Roadmap for Control and Elimination. PloS Negl Trop Dis, 2008;2(9).

4-Laga AC, Lezcano C, Ramos C, Costa H, Chian C, Salinas C, Salomon M, del Solar M, Bravo F. Cutaneous gnathostomiasis: Report of 6 cases with emphasis on histopathological demonstration of the larva. J AmAcad Dermatol, Feb 2013; 68(2):301-305.

5-Darwin Murrell K, Pozio E. Worldwide occurrence and impact of human trichinellosis, 1986-2009. Emerging Infectious Diseases, 2011;17(12): 2194-2202.

6-Patel CK, Churchill D, Teimory M, Tabendeh H. Unexplained foreign body sensation: Thinking of loiasis in at riskpatients prevents significant morbidity. Eye 1993; 7: 714-715.

7-Fobi G, Gardon J, Santiago M, Ngangue D, Gardon-Wendel N, Boussinesq M. Ocular findings after ivermectin treatment of patients with high Loa-loa microfilaremia. Ophthalmic Epidemiol 2000; 7: 27-39.

8-Vlaminck J, Fischer PE, Weil GJ. Diagnostic Tools for Onchocerciasis Elimination Programs. Trends in Parasitology, november 2015; 31(11):571-582.

9-Gautret P, Bain O, Gicquel JJ, et al. Subconjunctival localization of a Wuchereria bancrofti adult female. Bull Soc Pathol Exot 1999; 92:360.

10-American Academic Ophthalmology. Intraocular inflammation and Uveitis. The eye. MD association. Base Clinical Scienci Course. Uveítis infecciosas. Edición de 2008-2009. P. 264.

11-Jiménez PE, Rowlands F. Cisticercosis ocular. Medicina. 2010; 70(2):170.

12-Li JJ, Zhang LW, Li H, Hu ZL. Clinical and pathological characteristics of intraocular cysticercosis. Korean J Parasitol. 2013 Apr; 51(2):223-9.

13-Ramos-Zúñiga R, Pérez-Gómez HR, Jáuregui-Huerta F, López-Hernández MS, Valera-Lizárraga JE, Paz-Vélez G, Becerra-Valdivia A. Proof Peer-Review Short Reports. Incidental Consequences of Antihelmintic Treatment in the Central Nervous System. World Neurosurgery, January 2013; 79(1):149–153.

14-Alvela-Suárez L, Velasco-Tirado V, Belhassen-Garcia M, Novo-Veleiro I, Pardo-Lledías J, Romero-Alegría A, Pérez del Villar L, Valverde-Merino MP, Cordero-Sánchez M. Safety of the combined use of praziquantel and albendazole in the treatment of human hydatid disease. Am J Trop Med Hyg. 2014 May; 90(5):819-22.

15-Wang WJ, RobinsonNI,et al. Intraocular paragonimiasis. Br J Opthalmol, 1984;68(2):85-8.

16-Lai S, Asgari M, Henney H R, Jr. Nonradioactive DNA probe and polymerase chain reaction procedures for the specific detection of Acanthamoeba. Mol Cell Probes 1994; 8: 81-9.

17-Kong H H, Shin J Y, Yu H S, Kim J, Hahn T W, Hahn Y H, et al. Mitochondrial DNA restriction fragment length polymorphism (RFLP) and 18S small-subunit ribosomal DNA PCR-RFLP analyses of Acanthamoeba isolated from contact lens storage cases of residents in southwestern Korea. J Clin Microbiol 2002; 40: 1199-206.

18-Wrigh P, Warhurst D, Jones BR. Acanthamoeba keratitis successfully treated medically. Br J Ophthalmol 1985; 69: 778-782.

19-Larkin DF, Kilvington S, Dart JK. Treatment of Acanthamoeba Keratitis with polyhexamethylene biguanide. Ophthalmology 1992; 99: 185-191.

20-Denion E, Dalens PH, Couppie P, Aznar C, Sainte-Marie D, Carme B, et al. External ophthalmomyiasis caused by Dermatobia hominis. A retrospective study of nine cases and review of the literature. Acta Ophthalmol Scand 2004; 82(5): 576-84.

21-Chodosh J, Clarridge J. Ophthalmomyiasis: a review with special referente to Cochliomyia hominivorax. Clin Infect Dis1992; 14(2): 444-49.

22-Viejo G, Gomez B, de Miguel D, del Valle A, Amado J, García AM, et al. Oftalmomiasis por Oestrus ovis. Enferm Infecc Microbiol Clin 2001; 19(10): 502-3.

Made in United States
Troutdale, OR
11/03/2026

56844626R00046